31

Id. 12.

OUVERTURE

DU

COURS DE CLINIQUE

DE

M. LE PROFESSEUR BOUILLAUD

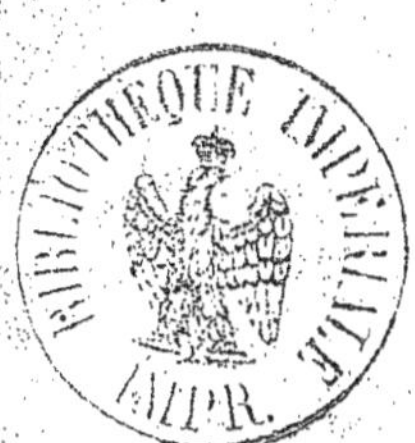

PARIS

IMPRIMERIE DE W. REMQUET ET CIE,
RUE GARANCIÈRE, 5.
1859

A M. LE PROFESSEUR BOUILLAUD.

Mon cher et illustre maître,

On dit que, voyant la mort s'approcher, Magendie murmura douloureusement : *Oh ! comme ils vont me décrier !*

Une semblable prévision ne troublera point votre heure suprême ; — encore bien éloignée, Dieu merci !

Non ; vous n'aurez rien à redouter du jugement de la postérité. Votre panégyriste officiel pourra, sans trahir la vérité, louer en vous l'élévation et la dignité du caractère, la bonté et la générosité du cœur, la fermeté et l'intégrité de l'administrateur, le patriotisme du citoyen, l'éclat d'un talent qui vous place entre ces deux hommes de *progrès* dont l'un s'appelait Bichat, et l'autre Laennec.

Quant à moi, laissez-moi vous dire que dans ma vie de luttes et de tribulations, votre estime, vos sympathies, votre amitié, auront été l'un des plus puissants éléments de ma force et l'une des plus précieuses récompenses de mes efforts.

Bellevue, ce 26 novembre 1856.

Louis FLEURY.

OUVERTURE

DU

COURS DE CLINIQUE

DE M. LE PROFESSEUR BOUILLAUD.

Messieurs,

Avant d'entrer en matière, je dois d'abord vous remercier de vôtre affluence malgré un aussi mauvais temps. Autrefois, lorsque je jouissais d'une certaine popularité, il faisait toujours beau le jour de l'ouverture de notre clinique : c'était mon *soleil d'Austerlitz* (il n'est pas défendu de comparer les infiniment petites choses aux grandes). Il n'en est plus de même aujourd'hui, et à ce sujet, je veux, en quelques mots, vous raconter une petite anecdocte. Deux personnages, dont l'un perdait la faveur dont il jouissait auprès du prince, tandis que l'autre voyait la sienne s'accroître, se rencontrèrent dans l'escalier du palais. « Qu'y a-t-il de nouveau ? demanda le dernier, qui montait cet escalier, au premier, qui le descendait. — Rien, répondit-il, si ce n'est que vous montez et que je descends. » Telle est la réponse que j'aurais à faire depuis déjà longtemps à quelques-uns de ceux qui me demanderaient aussi ce qu'il y a de nouveau, et cette année plus particulièrement, telle devrait être ma réponse. Néanmoins, messieurs, il y a des succès plus apparents que réels, et bien qu'à tous titres, et à titre de professeur à l'hôpital de la *Charité* spécialement, je doive plus que personne me garder de troubler la joie de certaines ovations, je ne crois pas manquer à ce devoir en rappelant aux triomphateurs du moment que *les destins et les flots sont changeants*, et que la roche Tarpéienne est près du Capitole.

J'en ai fini de mon exorde ou de mon petit préambule, et j'arrive au sujet de cette leçon, que je serai probablement obligé de poursuivre dans celle qui suivra, car ce sujet est grave.

Je me propose, en effet, de vous entretenir de *la constitution*

1.

actuelle de la médecine et de son enseignement, sous le double rapport de son esprit ou de ses doctrines, et de son langage.

Depuis près de dix ans, messieurs, qu'après avoir combattu, sans relâche, pendant plus de vingt années consécutives, pour le triomphe du progrès, de la vérité, de la justice, de tous les sentiments généreux et de tous les principes vraiment libéraux, des circonstances fatales et singulières m'ont obligé de déposer les armes, je ne puis, je l'avoue, me défendre d'une profonde tristesse, lorsque, chaque année, à l'ouverture de la clinique, il me faut descendre dans cet amphithéâtre. En effet, messieurs, que les temps sont changés !

Pendant de longues années, à pareille journée, à pareille heure, une jeunesse empressée inondait en quelque sorte notre amphithéâtre, où elle savait bien qu'elle n'entendrait jamais que les accents de la vérité, et qu'elle apprendrait aussi quelques choses nouvelles. Cette jeunesse de bonne volonté, dont il m'est si doux de rappeler le souvenir ; cette jeunesse dont les suffrages éclairés étaient à peu près l'unique objet de mon ambition, aux intérêts de laquelle je m'étais dévoué sans trop consulter les miens, me donnait les plus éclatants témoignages de ses sympathies. Je lui disais alors que je conserverais quelques-uns de ces gages d'estime et d'affection, comme une sorte de talisman contre les mauvais jours qu'il m'était assez facile de prévoir.

Témoin des obstacles de tout genre que des puissances supérieures opposaient au triomphe, à la publicité, à la propagation des nouvelles doctrines qui avaient si heureusement changé la face de la médecine, sous le double rapport de la connaissance des maladies et de leur traitement, et ne pouvant plus douter que bientôt la *lampe médicale ne fût mise sous le boisseau*, j'annonçai hautement, et je ne sais combien de fois, que les auteurs et les défenseurs de ces doctrines seraient vaincus par les gros bataillons et la formidable artillerie de leurs adversaires, c'est-à-dire par les aveugles partisans de l'ancien régime médical, qui, eux aussi, *n'ont jamais rien appris, ni rien oublié.* Mais j'annonçai en même temps que les vieilles doctrines thérapeutiques, impuissantes contre les maladies aiguës non moins que contre les maladies chroniques, seraient, par une sorte d'expiation, condamnées à subir la concurrence de je ne sais quelle superstition médicale qui, sous le nom d'*homœopathie*, conçue et enfantée en Allemagne, cette terre classique des rêveries et des créations fantastiques, venait d'être importée en France, et y multipliait chaque jour le nombre de ses adeptes (vrais ou simulés). J'annonçais aussi quelques autres concurrences du même genre, *ejusdem farinæ*, sur lesquelles vous me permettrez de garder aujourd'hui le silence. Or, si toutes ces choses annoncées arrivaient en effet, le monde médical ne retomberait-il pas dans le chaos dont l'avaient fait sortir ses diverses révolutions (je parle des bonnes révolutions, messieurs, et ne m'arrêterai point à réfuter ceux qui nieraient qu'il en existe de telles)? Le monde médical ne serait-il pas en proie à la plus déplorable anarchie? Hé bien, messieurs, ces prédictions se sont-elles accomplies, oui ou non? Regardez autour de vous, comptez les facultés, les écoles secondaires, les académies ou sociétés médicales, les auteurs, professeurs ou non, les journaux, les journalistes, les livres, grands ou petits, publiés dans ces dernières années, etc., etc.; en un mot, portez vos recherches sur tout ce qui peut vous fournir une idée complète de l'état actuel de la médecine, et dites-moi, la main sur la conscience, s'il existe réellement *une école*, *une église médicale*, s'il existe *une médecine* UNE, comme il existe *une géométrie*, *une mécanique*, *une astronomie*, *une physique*, *une chimie*, etc. Non, il n'en existe pas, me répondez-vous unanimement. Donc il n'existe pas de médecine-*science;* car l'*unité* est la condition *sine quâ non* de toute science bien constituée, et pour ainsi dire organisée, c'est-à-dire démontrée. Y a-t-il, en effet, *plusieurs géométries, plusieurs mécaniques*, *plusieurs physiques*, *plusieurs chimies*, etc., etc.?

Il résulte bien clairement de ces rapides aperçus que, grâce à la victoire de ceux contre lesquels je me suis fait un devoir de combattre, nous manquons, au milieu du xix⁰ siècle, en France, la reine des nations civilisées, après Bichat, Pinel, Corvisart, Laennec, Broussais et leurs continuateurs, nous manquons, dis-je, d'une médecine *une*, en termes plus simples, de *médecine*. Quoi! répondra-t-on peut-être, cela vous étonne? cela vous afflige? Est-ce que, par hasard, dans un pays où il n'y a pas de *religion d'État*, vous voudriez une sorte de médecine d'État? Ce serait là, vous en conviendrez, messieurs, une réponse plus plaisante que solide. Quand la médecine exigera, comme la religion, des miracles pour se révéler et se constituer, nous pourrons prendre au sérieux la comparaison dont il vient d'être question. Mais jusque-là, ne confondant point le sacré avec le profané, nous proclamerons ici, comme nous l'avons proclamé tant de fois ailleurs, et notamment dans le discours que nous avons prononcé le jour de l'inauguration de la statue de Bichat, que s'il ne faut pas, en effet, une médecine d'État, il faut une médecine universelle, en un mot *une* et démontrée *vraie*, comme le sont les sciences exactes dont je parlais tout à l'heure ; il faut une médecine *exacte*, c'est-à-dire une médecine qui, partant de principes incontestables comme des axiomes, ne propose et n'admette rien qui ne soit *démontré*, ou ne puisse l'être, par le double concours de faits rigoureusement observés et de raisonnements à toute épreuve. Telle est la médecine enseignée depuis plus de vingt-cinq ans dans cet amphithéâtre.. Il y a loin, on l'avouera, de cette médecine à celle qui a régné jusqu'à nos jours, et à celle qui, hélas ! *domine* encore aujourd'hui.

Si parmi vous, messieurs, il en est quelques-uns qui aient assisté à l'ouverture de mes leçons cliniques de l'année dernière, ils n'ont peut-être pas oublié que je mis sous leurs yeux un petit livre, sans nom d'auteur, qui venait de paraître, et dans lequel on traitait, avec le dernier mépris, les différentes doctrines médicales en guerre les unes contre les autres, plaçant, d'ailleurs, sur le même plan, et les théories allopathiques, et les superstitions homœopathiques. On accueillit cette peinture de l'anarchie actuelle dans laquelle s'agite le monde médical, avec des éclats de rire, qui redoublèrent lorsqu'il fut question des moyens que proposait l'auteur pour remédier à un si grand mal, j'ai presque dit à un si désolant fléau. En effet, ces moyens consistaient à laisser de côté tous les livres de la médecine, et à s'en tenir aux recettes que le plus aveugle empirisme ou le charlatanisme le plus effronté avaient pu imaginer, et auxquelles l'auteur avait consacré la plus grande partie de son livre. Sous le règne de ces innombrables *croyances*, ou plutôt de ces *incrédulités* médicales, les médecins ne peuvent-ils pas être comparés à ces augures romains qui, au rapport de Cicéron, ne pouvaient s'aborder sans rire ?

Malheureusement, messieurs, l'anarchie dont il était question l'an dernier n'a pas cessé de régner dans le monde médical (si tant est que les mots *anarchie* et *régner* puissent se concilier), ou *d'y couler à pleins bords.* Ce n'est plus dans un ouvrage inconnu d'un auteur inconnu qu'on en trouve la preuve. Ainsi que je vous le disais tout à l'heure, elle se trouve, elle se montre, elle éclate partout. En ce moment même, elle est signalée en

caractères indélébiles, dans le dernier cahier d'un journal dont
l'apparition a été saluée par les acclamations les plus sym-
pathiques, auxquelles il nous a été doux de mêler les nôtres.
Le titre même de ce journal, *le Progrès (journal des sciences et de la profession médicales)*, est une sorte d'événe-
ment pour l'époque médicale où nous vivons. Fidèle à ce titre,
son courageux fondateur, qui, par la plus heureuse des al-
liances, réunit aux connaissances les plus profondes et les plus
variées, un talent d'écrivain vraiment supérieur et un caractère
éminemment généreux, fier et indépendant, a déjà publié une
série d'articles, dignes de la haute estime de tous les amis des
saines doctrines et des institutions libérales. On ne devait pas
moins attendre, d'ailleurs, de l'un des auteurs du *Compendium
de médecine pratique*, de l'auteur du *Cours d'hygiène*, du
fondateur de *l'hydrothérapie rationnelle*, de M. le docteur
L. Fleury, nom que j'aime à prononcer, et que vous devez,
messieurs, aimer à entendre. Puisse-t-il conserver longtemps ce
feu sacré dont il est animé, et sans lequel on ne saurait jamais
rien faire de grand ni de digne de mémoire ! Que le dieu du
progrès le protége !

Mais venons à l'article dont je veux vous faire connaître
quelques passages, publié sous le nom *algébrique* $\left(\frac{N}{O}\right)$ d'un
très-spirituel médecin de Pézenas, qui a eu la fantaisie de faire
un voyage à Paris.

« J'ai donc vu Paris ; mais hélas ! deux fois hélas ! si le Paris
monumental m'a transporté dans le troisième ciel, le Paris intellectuel et moral m'a précipité dans le plus lugubre des cercles
dantesques......

« J'ai vu une *Faculté de médecine* sans direction, sans har-
monie, sans autorité, sans prestige, sans influence, sans rayon-
nement, etc., etc.

« J'ai vu une *Académie impériale de médecine* livrée à l'esprit de secte, de coterie, etc., etc.

« J'ai vu des journaux vendant, à beaux deniers comptants,
leurs colonnes et leurs louanges à des *spécifiques* uniques, à des
arcanes inédits, à des villas humanitaires, etc., etc., etc...... »

Je m'arrête, messieurs, et après avoir ajouté que *je ne juge
pas*, mais que *je raconte*, vous ne serez pas surpris qu'après
avoir vu tout cela, et beaucoup d'autres choses, notre voyageur

ait secoué sur Paris la poussière de ses souliers, et que s'écriant :
O Pézenas ! quando te aspiciam, il se soit réintégré au plus
vite dans ses modestes pénates, espérant y retrouver le calme de
l'esprit et la sérénité du cœur. « Vain espoir, ajoute-t-il, le souvenir de Paris m'obsède et m'oppresse... Je rêve qu'on me tube la
glotte, qu'on m'extrait, *sans anesthésie locale*, une dent d'or,
qui n'est rien moins qu'une grosse molaire, etc., etc. »

Eh quoi, objectera-t-on, peut-être, vous voulez donc porter at-
teinte à la liberté de l'enseignement, à la liberté de la pratique
dans une profession aussi éminemment libérale que celle de la médecine, tellement libérale qu'elle constitue une sorte de ministère
ou de sacerdoce? Personne ne comprend mieux que moi, messieurs, tout le poids de cet argument. Mais c'est précisément
parce que notre profession est grave et, si j'ose le dire, sainte,
puisqu'elle est l'exercice d'un art qui décide de la santé et de la
vie des hommes, que l'on doit profondément gémir d'une liberté,
que dis-je? d'un abus de liberté qui peut coûter, qui coûte réellement, la vie à des milliers de nos semblables, de nos frères.
Quoi donc ! il serait absolument impossible d'instituer un grand
tribunal médical, composé de juges qui ne laisseraient rien à
désirer sous le double rapport des lumières et de la justice, pro-
cédant dans tous ses actes sous le contrôle de la plus éclatante
publicité, devant lequel seraient portées et débattues les doctrines et les pratiques qui, comme l'homœopathie, par exemple,
compromettent, à un si haut degré, la dignité de la science médicale, et dont il serait si facile de démontrer, au lit des malades,
la déplorable impuissance. Sans doute, c'est une belle et noble
chose que la liberté ! Mais la responsabilité n'en est-elle pas la
condition nécessaire, le contre-poids et pour ainsi dire le juste
et indispensable frein?

Passons maintenant, Messieurs, à l'histoire des principaux travaux tentés dans les temps modernes pour constituer, sur ses
véritables bases, l'édifice de la médecine. Bien qu'il soit assez
de mode, aujourd'hui, de critiquer le xviiie siècle, comme il
avait été de mode auparavant de trop l'exalter peut-être, sorte
de réaction, hélas! trop commune, on est forcé de reconnaître
qu'il a pourtant entrepris la difficile et glorieuse mission de
régénérer, d'*instaurer*, en quelque sorte, sur de nouveaux
fondements et la société politique, ou la civilisation, et les sciences
en général. Une telle mission n'était autre que l'accomplissement
de l'œuvre tant recommandée, dans le siècle précédent, par

Bacon : *Instauratio facienda est ab imis fundamentis.* Ce siècle fameux (le dix-huitième), qu'on a désigné sous le nom de siècle de la philosophie, s'est en quelque façon signalé par deux actes, deux événements éternellement mémorables : l'*Encyclopédie* et la révolution de 89, ou révolution française. Un si laborieux enfantement ne s'est pas opéré sans de grands sacrifices, de grands excès de la part de tous les partis qui durent y jouer un rôle : *tantæ molis erat.* Comme Saturne, cette révolution, ainsi qu'on l'a dit, dévorait ses enfants. Il ne s'agit pour nous que d'exposer ici rapidement ce qui est relatif à notre science, à la médecine proprement dite.

Or, il est certain, Messieurs, qu'une révolution médicale réelle, non moins réelle que la révolution des sciences naturelles et de la chimie en particulier, s'est opérée dans la médecine française et dans ses écoles d'enseignement.

Dans tous les temps, sans en excepter les plus reculés, la médecine s'est appliquée, autant que le permettaient les circonstances régnantes, à prendre pour fondements l'anatomie et la physiologie, c'est-à-dire la connaissance de la structure du corps humain, des fonctions dévolues à chacun des innombrables systèmes et organes dont il est composé, et des *forces* qui président à l'exercice de ces fonctions, qui *animent* pour ainsi dire cette merveilleuse machine, vrai chef-d'œuvre du divin Créateur de toutes choses. Mais il n'en est pas moins vrai qu'il faut arriver jusqu'à des époques très-voisines de la nôtre, pour trouver une médecine ainsi constituée. La grande ère de cette médecine peut être réellement fixée aux temps où fleurissait Morgagni, cet immortel auteur du traité *de sedibus et causis morborum per anatomen indagatis.*

Lorsque Morgagni cessa de vivre, l'époque n'était pas éloignée où, non plus en Italie, mais en France, cette glorieuse sœur de la glorieuse Italie, apparaîtrait un homme auquel la médecine dont l'illustre médecin de Padoue avait posé les bases, devrait une existence pour ainsi dire toute nouvelle. Oui, Bichat est bien le Messie qui nous apporta l'évangile de la véritable médecine anatomo-physiologique. Morgagni ne fut donc que son précurseur. C'est dans Bichat que, pour la première fois, nous trouvons la constitution, la charte, ou la formule générale de principes qui doivent régir la nouvelle médecine, la médecine anatomo-physiologique, comme il vient d'être dit.

C'est donc bien la France, Messieurs, qui doit se glorifier d'avoir donné le jour à celui qui, de par son génie, est le vrai, le légitime chef, le fondateur de cette sorte d'église médicale contre laquelle les portes de l'enfer, c'est-à-dire tous les efforts conjurés de l'erreur, ne sauraient prévaloir.

Mais si l'immortel auteur de l'*Anatomie générale*, heureusement et dignement secondé par plusieurs de ses contemporains, a posé les vrais principes, et formulé, ainsi que nous venons de le proclamer, les articles capitaux de la constitution de la France médicale nouvelle, et quelques-uns de ceux du grand livre qu'on pourrait appeler le nouveau code médical, il a laissé beaucoup, immensément à faire à ses successeurs. Il eût légué à la postérité un ouvrage moins incomplet, s'il n'eut été enlevé à la fleur de son âge, par une mort à laquelle ses innombrables et pénibles travaux ne furent pas étrangers.

On demandera peut-être maintenant en quoi consistent les principes de cette médecine dite nouvelle, de cette médecine organique, anatomo-physiologique. La réponse est toute simple. Ces principes ne sont autres que ceux de l'anatomie et de la physiologie elles-mêmes, appliquées à l'étude de l'homme malade. En d'autres termes, la médecine n'étant plus qu'une véritable anatomie et une véritable physiologie *pathologiques*, il est évident qu'elle emprunte ses principes, ses théories, ses doctrines, ses lois, à l'anatomie et à la physiologie normales, dont elle ne constitue qu'une simple modification. Là, se présentent les fameux systèmes connus sous les noms de *vitalisme* et *d'organicisme*. Il serait trop long de les discuter aujourd'hui; il me suffira, pour le moment, de rappeler ce que j'en ai dit à l'époque de l'inauguration de la statue de Bichat dans l'enceinte de notre faculté. Comme Newton avait rallié à une seule et même cause, à une seule et même force, à une seule et même *propriété*, savoir la pesanteur, l'attraction, la gravité ou la gravitation, une foule de mouvements qui jusque là avaient été rapportés à plusieurs causes différentes ; de même, Bichat veut ramener à un petit nombre de propriétés fondamentales les phénomènes si divers que présente l'économie vivante (sensibilité, contractilité divisées en plusieurs espèces). Il se pose en quelque sorte comme le Newton de la physiologie. Il insiste toutefois sur ce principe, que personne assurément ne contestera, savoir : que les propriétés *vitales* et les propriétés physiques sont essentiellement différentes, principe sur lequel Barthez s'était lui-même appesanti dans ses nouveaux éléments de la science de l'homme. Heureux l'un et l'autre s'ils n'avaient point abusé d'un principe trop évident pour avoir besoin de démonstration !

Quoi qu'il en soit, le moment est venu de parler d'un ouvrage dans lequel se trouve exposé l'état de la médecine à la fin du XVIIIe siècle, je veux dire la *Nosographie philosophique*.

Cette *Nosographie*, antérieure à la publication des grandes œuvres de Bichat, était une sorte de compromis ou de *concordat* entre la médecine antique et la médecine moderne. Elle eut l'honneur d'être citée avec éloges dans le *Traité des membranes*. Le jeune et brillant auteur de ce remarquable ouvrage avouait même y avoir puisé l'idée de l'une de ses plus belles et de ses plus heureuses conceptions : celle des systèmes généraux, ou plutôt générateurs, des organes, objet de cette *anatomie générale* dont nous parlions tout à l'heure.

On est étonné, au premier abord, de voir placer *la Nosographie* de Pinel au rang des ouvrages qui ont plus ou moins puissamment concouru à changer la face des sciences médicales, ou à produire ce qu'on appelle une *révolution*. Telle est bien néanmoins la place que, sous certains rapports, doit occuper *la Nosographie philosophique*. N'était-ce pas, en effet, une vraie *révolution* que d'avoir tenté de *localiser*, en quelque sorte, dans le système lymphatique, cette classe de maladies désignées jusque-là sous le nom de *diathèses* ou de *cachexies* (car on s'est souvent servi, à grand tort, de cés deux mots comme synonymes) ? N'était-ce pas encore un essai *révolutionnaire*, sous le double rapport du langage et des doctrines, que d'avoir créé et *localisé* des ordres de fièvres essentielles ou primitives, tels que des *fièvres angéio-téniques*, des *fièvres méningo-gastriques*, des *fièvres adeno-méningées*, connues auparavant sous les noms de fièvres inflammatoires, fièvres bilieuses, fièvres muqueuses ? Pinel appartenait donc, au fond, à la même école que Bichat, et c'est, en partie du moins, pour cela, que sa *Nosographie* fut pendant vingt ans l'ouvrage *classique* par excellence. Il régnait, sans nulle opposition sérieuse, non-seulement au sein de la nouvelle école de Paris, qui se glorifiait de compter Pinel parmi ses professeurs, mais sur la France entière et une partie de l'Europe médicale. C'est pendant ce long règne que les Corvisart, les Dupuytren, les Laennec, les Prost, les Broussais, et bien d'autres qu'il serait trop long de vous citer, enrichirent la nouvelle médecine, la médecine *anatomique, physiologique, organique*, de si précieuses recherches et de si importants ouvrages. Nous citerons particulièrement *la Médecine éclairée par l'ouverture des corps*, les commentaires sur l'ouvrage d'Avenbrugger, le célèbre inventeur de la percussion, sous le nom de *Novum inventum*, admirable méthode qui rivalise avec celle de l'auscultation, et que Corvisart a l'insigne honneur d'avoir propagée et popularisée; l'*Essai sur les maladies organiques du cœur;* l'*Histoire des phlegmasies chroniques;* l'*abrégé d'anatomie pathologique*, rédigé par M. Cruveilhier, l'un des plus célèbres disciples de Dupuytren; enfin le *Traité de l'auscultation médiate*, qui parut un peu plus tard: le plus beau, le plus remarquable de tous les ouvrages d'observation clinique dont l'histoire puisse conserver le souvenir, et pour lequel une statue aurait dû déjà être élevée à son immortel auteur, ce génie créateur dans un ordre de choses qui touche au divin, puisqu'il nous a dotés d'un nouveau *sens médical*.

C'est un beau spectacle, sans doute, que celui de l'époque médicale dont je viens, Messieurs, de vous esquisser le rapide tableau. Eh bien! le spectacle de l'époque suivante ne sera ni moins beau ni surtout moins dramatique. Prêtez-moi donc encore une oreille attentive et bienveillante, et écoutez le récit des principaux événements par lesquels elle s'est illustrée.

Une immense catastrophe venait d'émouvoir et d'étonner l'univers : l'Empire était tombé. Un des médecins de nos glorieuses armées, dont j'ai déjà prononcé le nom tout à l'heure, Broussais, l'auteur de l'*Histoire des phlegmasies chroniques*, avait été placé parmi les professeurs de ce Val-de-Grâce qu'il devait rendre si célèbre, et faire en quelque sorte participer à son immortalité. Ancien disciple de Pinel, auquel il avait dédié sa thèse, disciple exagéré, plus essentialiste alors que Pinel en matière de fièvres essentielles, Broussais était bien changé quand il vint fonder l'école à jamais célèbre du Val-de-Grâce, autrement dite *école physiologique*. C'est en 1816 qu'il lança dans le monde médical, comme une sorte de coup de tonnerre, son foudroyant *Examen de la doctrine la plus généralement adoptée*. Je regrette vivement, Messieurs, de ne pouvoir aujourd'hui vous offrir une analyse suffisamment détaillée de ce livre, qui marque une si grande ère dans l'histoire de la médecine, et qui, j'ose le dire, sous le rapport *critique*, n'a de pareil en aucun temps, en aucun lieu. Ne pouvant discuter en ce moment ni ses grandes qualités ni ses divers défauts, je dois me contenter de vous en signaler les plus grands résultats.

Le premier de tous, ce fut le détrônement, si je puis ainsi parler, de ce vénérable maître qui avait composé *la Nosographie philosophique*, et la chute d'un trône, même quand il ne s'agit que d'un trône médical, ne s'opère pas sans quelque fracas et plus ou moins de grandes agitations. Sapé jusque dans ses plus intimes fondements, l'édifice de la *Nosographie philosophique* s'écroula de toutes parts ; et ce fut bien vainement que, dans une dernière édition, publiée en 1818, son illustre auteur s'efforça de soutenir une classification et une doctrine pyrétologique désormais ruinées de fond en comble. Les traits par lesquels il avait voulu riposter à ceux de son fier et redoutable adversaire, comme ceux du vieux Priam contre le terrible Achille, étaient tombés sans lui porter le moindre coup : *Telum imbelle sine ictu.*

Le second résultat de la publication de l'*Examen des doctrines* fut de livrer la médecine française (je pourrais presque dire la médecine européenne) à une véritable guerre civile. En effet, le superbe vainqueur de l'auteur de la *Nosographie philosophique*, non content d'avoir opéré une véritable révolution par le renversement des doctrines jusque-là dominantes, voulut substituer un régime nouveau au régime ancien, et devenir le législateur d'une médecine nouvelle, après avoir été le destructeur de la médecine auparavant *généralement adoptée*.

C'est alors que naquit cette guerre civile médicale dont je viens de parler, et dont une histoire impartiale serait lue avec tant d'intérêt et de profit. Les deux écoles qui se mesurèrent avec une sorte de passion, et quelquefois même avec une véritable fureur, péchaient chacune à leur façon : *Iliacos intra muros peccatur et extra.* Il était réservé à l'avenir, après avoir fait justice des exagérations et des erreurs des deux partis, de fonder cette école nouvelle qui, ne portant plus de nom d'hommes, de lieux, de temps, serait l'école d'une seule et même médecine. C'est alors que nous serions enfin arrivés à cette époque prédite par Bichat, où la médecine serait digne d'être associée aux *sciences exactes*, lesquelles supposent, comme condition essentielle et vitale, l'*unité de doctrines et de langage*, ou simplement l'unité.

Au reste, Messieurs, considérée dans son esprit et dans son essence même, et dégagée de toutes les erreurs de détail personnelles à son illustre auteur, la médecine dite physiologique n'est point une école nouvelle. Broussais le déclare formellement lui-même, et il se proclame hautement le disciple et le continuateur de Bichat. Aussi, sur le frontispice même du livre célèbre dans lequel il déclare une guerre mortelle à l'école régnante, lit-on cette inscription, tirée de l'anatomie générale : *Qu'est l'observation si l'on ignore là où siége le mal ?*

Ce serait bien vainement, Messieurs, que l'on viendrait de nos jours encore nier le triomphe des principes fondamentaux sous l'inspiration desquels fut conçu *l'Examen de la doctrine généralement adoptée et des systèmes modernes de nosologie.* Ce serait nier la lumière et l'évidence même. En effet, la *nosographie philosophique* règne-t-elle encore ? La classe des fièvres essentielles, telle qu'elle était alors constituée, s'est-elle relevée ? La classe des *lésions organiques*, en tant que toutes indépendantes des *phlegmasies* dites *chroniques*, subsiste-t-elle aujourd'hui ? La partie *critique* de la grande mission dont Broussais s'était chargé est définitivement accomplie. Tous les ouvrages vraiment importants qui parurent alors, portent l'empreinte profonde du nouvel *esprit* que l'auteur de l'*Examen* a pour ainsi dire soufflé sur la médecine. Ils sont une éclatante consécration de l'élément critique de la révolution médicale de 1816, cette sorte de 89 dans l'histoire de la médecine française. Sans doute, le magnifique traité de l'*Auscultation médiate* de Laennec, les *Recherches anatomico-pathologiques* sur l'encéphale par Lallemand, la *Clinique médicale* de M. Andral, le *Traité des maladies des reins* par M. Rayer, les *Recherches* de M. Louis sur l'*affection typhoïde,* etc., etc., ne sont pas, tant s'en faut, une simple répétition et, pour ainsi dire, une copie servile des nouvelles doctrines sur les fièvres essentielles ou primitives, et sur le rôle que joue l'inflammation dans la génération de certains *produits accidentels,* de certaines *lésions organiques* (1). Mais, certes, ces ouvrages sont encore bien moins destinés à la défense des doctrines contraires. Quant à l'ouvrage de M. Louis en particulier, il renverse, d'une manière si claire, si palpable, la doctrine sur l'*essentialité* des fièvres; il est tellement d'accord, sous ce point de vue fondamental, avec l'*Examen de la doctrine généralement adoptée,* qu'en vérité

(1) Qui ne sait, par exemple, que, à l'exemple de Bayle, son ami, Laennec combat avec une vivacité, qui tient un peu de la passion, la doctrine de l'auteur des *phlegmasies chroniques* sur l'origine des tubercules pulmonaires, question aussi grave que délicate, dont la solution ne doit pas nous occuper en ce moment?

il faudrait pousser bien loin l'amour du paradoxe, pour opposer ici M. Louis à Broussais, et proclamer que le second de ces auteurs a été vaincu par le premier ! Certes, une telle défaite peut être placée au rang des plus incontestables victoires. Et, en effet, quels étaient les vaincus dans cette circonstance? Évidemment ceux qui soutenaient encore, en 1821, qu'il existe des fièvres *essentielles,* c'est-à-dire des fièvres dans lesquelles, après la mort des sujets, on ne rencontre aucune lésion appréciable des solides et des liquides. Or, quels étaient les auteurs et les défenseurs de cette doctrine? Les adversaires de Broussais. Est-ce clair?

Au récit que je viens de vous faire de quelques-unes des doctrines du grand œuvre de Broussais (récit bien au-dessous de son sujet), combien d'entre vous, Messieurs, regretteront de ne l'avoir pas connu personnellement, et de n'avoir pu contempler les traits d'un personnage médical aussi *grandiose.* Plus heureux que vous, j'ai connu dans son intimité cet illustre maître ; je suis fier d'avoir souvent touché cette main puissante, d'avoir cent et cent fois porté un regard de respect et d'admiration sur cette virile physionomie, sur cette vigoureuse tête ; de m'être assis longtemps à côté de ce grand réformateur dans le sanctuaire de notre faculté, d'avoir été au nombre de ceux qu'il jugea dignes de son affection, bien que, tout en lui rendant une pleine et entière justice, j'eusse, de son aveu, fait acte de liberté et d'indépendance. Je ne suis pas moins fier d'avoir été désigné pour faire l'éloge de Broussais, dans la mémorable solennité de l'inauguration de sa statue au sein de ce Val-de-Grâce qu'il a tant illustré.

Je vais tâcher, tout en regrettant de n'avoir pas assez de force pour remplir cette tâche, je vais tâcher de vous esquisser le portrait de l'immortel réformateur de 1816. Mais auparavant, Messieurs, comme le style c'est l'homme, prêtez une oreille attentive à quelques morceaux de la préface du livre, où, pour la première fois, Broussais s'annonçait au monde médical comme un nouveau prophète, et se faisait, en quelque sorte, reconnaître à sa voix redoutable.

« Quelques-unes de mes idées, dit-il d'abord, sont désormais répandues dans un cercle assez étendu pour que déjà plusieurs médecins, les considérant comme leur propriété, viennent quelquefois me les soumettre à moi-même, ou les énoncent en public comme des opinions vulgaires..... Cette considération, la crainte assez bien fondée où je suis qu'on ne dénature mes idées, et surtout l'intérêt de l'humanité, m'ont décidé à publier cet ouvrage, sans me permettre de calculer tous les désagréments qu'il peut attirer sur moi. Je sais que je blesse bien des amours-propres, et que le motif d'être utile à mes semblables ne me servira point d'excuse auprès de bien des gens. On se plaindra du défaut de respect pour certaines autorités révérées; on s'indignera, on cherchera à m'humilier ; j'ai tout prévu ; rien ne m'arrête. Puis-je ignorer que tous les hommes qui ont voulu éclairer leurs concitoyens ont été cruellement persécutés, et que les découvertes les plus utiles ont excité les murmures de la multitude irréfléchie?

« Je ne me flatte point d'échapper au sort commun ; peut-être verrai-je au nombre de mes persécuteurs des hommes que j'estime, et qui m'ont honoré de leur confiance et de leur protection. J'y serai très-sensible ; mais je sacrifie tout au désir d'être utile, et à l'indignation que m'inspirent ces secours barbares que l'esprit de système prodigue à des malheureux, dont la reconnaissance est souvent en proportion des tourments qu'on leur a fait endurer, quand ils n'en ont pas été les funestes victimes.

« Je n'ai point cru devoir adoucir ma critique par des éloges accordés à la célébrité ; j'aurais manqué mon but en inspirant trop de confiance pour des ouvrages qui ne sauraient être lus sans danger pour ceux qui n'ont pas été prémunis contre les erreurs qu'ils contiennent. Je ne dis pas qu'il ne s'y trouve rien de bon, et je désire qu'on en profite ; mais le ton d'arrogance de leurs auteurs, et l'obstination qu'ils mettent à s'opposer à la recherche de la vérité, méritaient qu'ont les fît sérieusement rentrer en eux-mêmes; un jour ils seront appréciés, et l'histoire, en les mettant à leur place, applaudira peut-être à ma résolution.

« Mais ce motif n'influe en rien sur ma conduite ; je ne suis point possédé de la chimère de l'immortalité. Je désire rendre des services à l'humanité, autant que mes moyens m'en donnent la faculté, et ne suis nullement affligé par l'idée que d'autres en rendront de plus considérables, m'obscurciront avant ou après ma mort. Mon but est de former des médecins d'une pratique plus heureuse que ne peut l'être celle des systématiques à la mode. J'y parviendrai, j'en suis sûr, parce que depuis douze ans j'ai coutume d'y parvenir ; parce qu'aucun de ceux qui m'ont entendu, et qui m'ont vu pratiquer, n'a résisté à la force de la vérité.....

« Je lis dans la pensée de mes détracteurs : plus d'une fois ils ont senti l'insuffisance de la doctrine qu'on leur a si laborieusement inculquée, *difficiles habuere nugas*. Mais ils se sont mis en avant : ils ont loué, ils ont écrit, ils croient leur honneur intéressé à défendre une cause qu'ils savent bien être mauvaise ; c'est assez pour m'en faire des ennemis. Ils excuseront les vices les plus frappants de certains ouvrages, en alléguant que les auteurs, guidés par les vues les plus profondes et pleins de la majesté de leur sujet, n'ont pas dû s'appesantir sur les particularités, mais dessiner à grands traits les caractères invariables des maladies, et que le perfectionnement des détails appartient aux esprits de second ordre. Je ne reconnais dans ce langage concerté que le bruit d'un écho, qui cessera bientôt d'être répété par les médecins qui chercheront à le vérifier dans la pratique. Les traits caractéristiques des maladies doivent être puisés dans la physiologie : formez un tableau aussi vrai qu'animé du malheureux livré aux angoisses de la douleur ; débrouillez-moi par une savante analyse les cris souvent confus des organes souffrants ; faites-moi connaître leurs influences réciproques ; dirigez habilement mon attention vers le douloureux mobile du désordre universel qui frappe mes sens, afin que j'aille y porter avec sécurité le baume consolateur qui doit terminer cette scène déchirante ; alors j'avouerai que vous êtes un homme de génie. *Mais tant que vous vous bornerez à rassembler quelques traits saillants des désordres pathologiques, pour en former des groupes intellectuels qui ne se rattachent point aux organes ;* tant que vous me défendrez de vérifier par des rapprochements physiologiques la vérité de toutes ces *abstractions ;* tant que vous n'aurez point rallié les désordres les plus violents aux lésions les moins prononcées, et même au degré d'action de chaque viscère, qui constitue l'état de parfaite santé, je dirai que vous n'avez point compris l'énigme de la nature vivante, et vos déclamations ne me feront pas plus d'effet que les cris de vos aveugles partisans... Au reste, ceux-ci auront plus à souffrir que moi, et je les plains, parce que la vérité et la consolation de bien faire suffisent pour me venger.

« Tout autre pouvait en faire autant que moi, je le sais : une idée mère bien exploitée et les circonstances font souvent tout le mérite d'un sujet né avec des talents médiocres. Je ne me flatte point de l'espoir d'être pris pour un génie ; mais puisque ma position est telle que je puis rendre un service à l'humanité, ma conscience m'ordonne de n'en pas perdre l'occasion. Voilà tout mon secret ; si l'on m'en suppose d'autre, on aura tort, et je m'en soucie fort peu, puisque je suis préparé à tout. Un jour viendra que je serai jugé avec plus d'impartialité que je ne puis l'être aujourd'hui, et ma mémoire n'en souffrira point. »

Quelles belles pages, Messieurs, et sous le rapport de la pensée, et sous le rapport de l'expression ! Pour en trouver de semblables, il faut lire les prolégomènes de l'anatomie générale.

Un grand écrivain l'a dit, et je le rappelais plus haut : *Le style, c'est l'homme.* Mais le style n'est-il que l'homme considéré sous le point de vue intellectuel et moral ? Ne serait-il pas encore l'homme envisagé sous le rapport physique ? Ce n'est pas ici le lieu d'approfondir cette question. Lorsque je vous aurai tracé, à grands traits, le portrait de Broussais, on pourra voir si, dans ce cas particulier, l'homme physique, comme l'homme moral et intellectuel, se trouve en parfait accord avec le style.

D'une taille au-dessus de la moyenne, Broussais était doué d'une constitution forte, athlétique ; tout son corps était largement développé, son attitude ferme, sa démarche un peu pesante, mais noble; sa tête, de belles proportions, était assez carrée; son visage présentait les caractères d'une beauté mâle : on y lisait un mélange d'énergie, de franchise, de cordialité, de loyauté; dans les yeux brillait une intelligence supérieure, et de la bouche contractée, mordante, l'ironie et le sarcasme semblaient prêts à s'élancer. Un sourire, qui ne manquait ni de douceur ni de bonté, remplaçait quelquefois la sévérité de cette imposante physionomie.

Que s'il venait à s'élever dans l'âme de Broussais quelqu'un de ces orages auxquels elle était assez disposée, alors il y avait dans toute sa personne quelque chose de sublime et de terrible : c'était la colère d'Achille, pour ne pas dire la colère du lion. Napoléon a dit : « Rien n'est beau comme Kléber un jour de bataille; c'est le dieu Mars en uniforme. » On peut dire aussi que Broussais était vraiment superbe lorsque dans sa chaire, j'ai presque dit sur son trépied, il se trouvait tout à coup saisi d'une sorte de transport critique : sa parole était tonnante, sa narine se gonflait, son visage respirait la menace; de ses yeux étincelants et fixes s'élançaient des éclairs. D'autres fois, sous l'empire d'une de ces illuminations soudaines dont parle Bossuet, il y avait en lui quelque chose du prophète et de l'inspiré; mais, avec l'humeur martiale dont il était animé, si Broussais eût été appelé au rôle de prophète, il eût volontiers, je crois, converti à la manière de Mahomet, c'est-à-dire le cimeterre d'une main et son Alcoran de l'autre. Une vocation bien différente lui était réservée, et dans celle-ci la plume remplaçait le glaive. Mais la plume de l'auteur de l'*Examen* n'était-elle pas elle-même un véritable glaive?

Voici, Messieurs, un fait qu'on rapporte de lui, et qui vous donnera une idée de la confiance qu'il avait à la fois et dans sa force physique et dans sa force morale. Passant un jour sur la place de l'École de médecine, entouré de quelques médecins militaires, ses anciens compagnons d'armes, on le vit brandir la canne qu'il portait habituellement avec un geste menaçant, et s'écrier qu'il renverserait cette École. On eût dit que c'était Hercule, armé de sa massue. Mais sa prédiction ne devait pas s'accomplir, du moins littéralement, et les temps devaient venir où, victorieux depuis longtemps déjà de la *doctrine généralement adoptée,* il verrait s'ouvrir devant lui les portes d'une École qu'il avait tant *irritée.* Il est vrai qu'il n'avait fallu rien moins qu'une révolution politique et la création d'une chaire nouvelle pour que, malgré les lauriers dont il s'était couvert pendant la longue lutte qu'il avait soutenue, Broussais parvînt aux honneurs du professorat au sein de l'École de médecine de Paris. Mais achevons le portrait que nous avons commencé.

Quel était, dans la vie privée, dans la société, le fougueux réformateur, et, pour nous servir d'une expression de Pinel lui-même, le génie *effervescent* qui composa l'*Histoire des phlegmasies chroniques*, et l'*Examen de la doctrine le plus généralement adoptée?* Considéré sous ce nouveau rapport, Broussais peut être placé parmi les hommes les plus aimables. Bienveillant, affectueux, obligeant, il faisait en quelque sorte la conquête de tous ceux qui l'approchaient. Il exerçait sur certaines personnes, parmi lesquelles il s'en trouvait qui appartenaient à la plus haute classe de la société, et qui se distinguaient par les plus éminentes facultés morales et intellectuelles, il exerçait, dis-je, une influence presque magnétique. J'en ai connu, et particulièrement deux dames justement célèbres, chez lesquelles ce pouvoir ressemblait à une sorte d'enchantement ou de fascination : elles avaient en lui une *foi* qui, une d'elles me le déclarait avec orgueil, allait jusqu'au *fanatisme*.

Je regrette bien, messieurs, que ni le temps ni le lieu ne me permettent pas d'insister sur ce côté du tableau que j'essaye de vous tracer. Je n'ajouterai plus que quelques mots. Loin de porter dans le monde un caractère sombre et atrabilaire, Broussais était gai, enjoué même, bon vivant (qu'on me passe cette expression un peu vulgaire pour un homme aussi supérieur); il avait enfin le triple talent qu'on a célébré et chanté dans Henri IV.

Que celui dont je viens de vous crayonner l'image, ait porté jusqu'à l'exagération quelques-unes de ses plus belles conceptions, c'est là ce que les admirateurs de son puissant génie ne sauraient victorieusement contester. Qu'il ait, d'un autre côté, méconnu ou négligé d'importantes espèces de maladies et que, contrairement au grand maître dont il avait arboré le glorieux drapeau, il n'ait tenu presque aucun compte du rôle immense que jouent les humeurs dans les maladies, c'est encore là une vérité que nul n'oserait nier. Mais, on ne saurait trop le répéter, la mission de Broussais était bien moins de fonder un code médical nouveau, que de renverser celui qui régissait alors le monde médical. Il a préparé les voies à ceux qui viendraient après lui organiser un nouveau corps de médecine, et il leur a légué en même temps de précieux matériaux pour l'œuvre si difficile de cette organisation. Mais s'il ne fut pas donné à Broussais de posséder au même degré et l'esprit législateur ou organisateur, et l'esprit *critique* ou révolutionnaire, ce qui ne lui permit pas de remplacer par un code médical nouveau *généralement adopté* celui dont il venait de faire justice, il lui fut permis de se vanter que nul de ses antagonistes n'avait pu ni relever l'édifice renversé par lui, ni en construire un nouveau sur ses ruines.

Le trône de la médecine, dont Pinel était descendu, resta donc pour ainsi dire vacant. Ce fut alors que prit naissance parmi nous cette sorte de système à deux faces, de *Janus* doctrinaire qui déjà, sous le nom d'*éclectisme*, s'était rendu célèbre en philosophie, en politique et même dans les lettres et les beaux-arts.

Il serait trop long, Messieurs, de vous faire l'histoire de l'éclectisme médical, tel qu'il fut enseigné et pratiqué chez nous, pendant l'interrègne qui suivit la chute de Pinel. Qu'il me suffise de vous dire que son principal et plus brillant représentant fut un homme dont le nom vous est cher, dont l'enseignement jouit du plus grand éclat, et dont les ouvrages font autorité : M. le professeur Andral. Je me suis expliqué bien souvent sur la méthode (car, d'après M. Andral lui-même, l'éclectisme est une méthode plutôt qu'un véritable système), sur la méthode dont il s'agit en ce moment, et ma conclusion a été que, malgré toutes les bonnes intentions de ses chefs, il n'avait pu parvenir à *concilier*, à *fusionner*, pour ainsi dire, les divers systèmes dont il s'était constitué le juge suprême.

En résumé, depuis la chute de la nosographie de Pinel en 1816, et le coup d'état qui, en 1823, après avoir supprimé l'ancienne Faculté de Paris, lui en substitua une nouvelle dont la majorité était éminemment hostile à Broussais, la médecine restait toujours sans direction souveraine, sans aucun code médical généralement suivi. Le monde médical allait, pour ainsi dire, de lui-même, à travers l'espèce de guerre civile dont il était le théâtre, et que l'éclectisme, en dépit de son esprit pacificateur, n'avait pu faire cesser. Toutefois, au milieu de la confusion régnante, les nombreux et importants travaux que cette féconde époque médicale mit au jour, appartenaient essentiellement, ainsi que je l'ai déjà noté plus haut, à la grande école de Bichat et de Broussais, son continuateur.

Telle était la situation de la médecine française, lorsqu'en 1830, une nouvelle révolution politique emporta la Faculté créée en 1823, rappela ceux des professeurs, encore vivants, qui avaient été éliminés, et, rétablissant le concours pour les chaires de professeurs, se servit de cette libérale institution pour nommer des titulaires aux chaires devenues vacantes. Ce fut aussi à cette époque digne de mémoire, qu'une chaire nouvelle, sous le nom de pathologie et de thérapeutique générales, ayant été fondée, Broussais eut l'honneur d'être désigné pour l'occuper.

En 1831, après un premier concours pour la chaire de physiologie, je me présentai au concours pour une chaire de clinique médicale et je fus élu.

Le moment est donc arrivé, où pour satisfaire au vœu que vous m'avez manifesté, et, j'ose le dire, malgré moi, je vais vous exposer, en toute conscience et vérité, ce que je puis avoir fait pour concourir au triomphe et au perfectionnement de l'école de Bichat; pour donner à cette école, sous le double rapport des doctrines et du langage, une constitution définitive; en un mot, pour élever un nouveau code médical, ayant pour caractère distinctif l'exactitude et *l'unité*, unité sans laquelle, comme je l'ai déjà dit, aucune science proprement dite ne aurait *exister*.

Par un excès de délicatesse, que regretteront vivement tous nos lecteurs, M. le professeur Bouillaud s'est abstenu de rédiger la leçon dans laquelle il a exposé le rôle qu'il a personnellement rempli dans la révolution médicale dont Bichat et Broussais ont été les promoteurs.

Heureusement que ce rôle et sa haute valeur sont connus de tous. Le monde médical tout entier sait que la science et l'humanité sont redevables à M. Bouillaud de la *loi de coïncidence*, des recherches sur le *rhumatisme*, sur les *affections cérébrales*, sur les *maladies du cœur*, sur les *hydropisies par obstacle à la circulation veineuse*, sur le *traitement des maladies aiguës;* et de tant d'autres travaux qui ont placé leur auteur « entre ces deux hommes de *progrès* dont l'un s'appelait Bichat et l'autre Laennec. »

Bellevue, 17 décembre 1858.

Louis FLEURY.

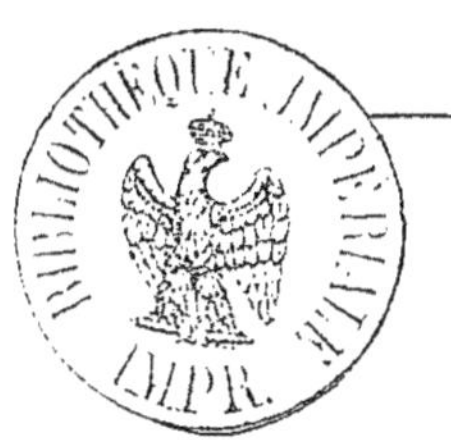